L'art (délicat) de la fellation

David Cockney

ISBN: 1500992194

ISBN-13: 978-1500992194

Dédicace

Aux femmes de ma vie.

SOMMAIRE

Introduction

Vous pensez vous rincer l'œil à la lecture de ce guide ? Au risque de vous décevoir, ceci n'est pas un cours d'anatomie mesdames. Je vous laisse donc le soin d'étudier le manuel et le plan détaillé de l'engin dont il est question dans cet ouvrage. Je suis certain que la plupart d'entre vous visualisez très bien la chose de toute façon…

Ce guide va au-delà des aspects mécaniques de la bagatelle pour vous révéler comment donner aux hommes le plaisir qu'ils attendent lorsque vous accomplissez le rituel voué à leur membre turgescent.

Cet ouvrage n'est pas non plus un cours de morale, d'hygiène ou d'éducation sexuelle. Avant de poursuivre cette lecture, convenons ensemble que vous êtes une femme adulte désirant parfaire votre compréhension de la chose pour donner plus de plaisir à votre partenaire ou (et) vos amants.

J'aime et respecte trop les femmes pour que mes mots passent pour de la vulgarité. Cependant, j'utiliserais un langage clair et sans détour pour désigner ce qui doit être désigné. Nous sommes après tout entre gens éduqués, quelque peu intimes et bien intentionnés. Mais osons rire du sexe. Osons les clichés. Osons le partage entre hommes et femmes, et tentons pour une fois de nous comprendre. Nous qui venons de Mars, et vous d'on ne sait où…

Je vous demande enfin de croire mon expertise partagée sur le sujet de la fellation ; je parle au nom d'une majorité d'hommes, dont une grande majorité de mal sucés. Je vais donc tenter de sauver la gent masculine de la pipe industrielle « Made in China » en préparant les futures générations de suceuses. Votre intérêt à poursuivre cette lecture ? Vous permettre d'accéder au panthéon des charmeuses de serpent.

Sucer n'est pas gagner

Ah, la fellation ! Sans aucun doute le meilleur moment pour un homme que d'être pris sensuellement par la bouche gourmande et désireuse de sa partenaire.

Cependant, vous imaginer que le simple fait d'accomplir cet acte offre la garantie de satisfaire pleinement votre amant serait fort se méprendre. Car une bonne fellation ne se résume pas à faire jouir son partenaire en utilisant sa bouche. Ceci n'est que la partie mécanique et descriptive la plus large de l'acte ; un raccourci vulgaire et une approche contre-productive.

En matière de fellation, avec tout le respect que je vous dois, sachez qu'il existe parmi vous bon nombre de « suçoteuses » et de petites bâcleuses. Et celles qui prétendent être les plus averties se révèlent souvent de parfaites ingénues.

Oui, j'accuse ! Il y en a parmi vous qui, même en déployant tous leurs talents avec la meilleure volonté du monde restent dans l'ignorance de ce qui pourrait faire décoller les sens de leur homme. Votre ignorance fait donc de nous des martyres. Mon étude quantitative montre que la majorité des femmes trompées le sont à cause d'une absence ou d'une mauvaise pratique de la fellation. Pour résumer : les hommes préfèrent coucher avec les femmes douées pour leur donner du plaisir. Après tout, n'est-ce pas votre cas, au-delà de toute considération sentimentale ?

Pour commencer, gardez toujours à l'esprit que votre

corps, vos gestes et vos intentions doivent dans ces instants pousser votre féminité à son paroxysme. Ceci afin de flatter notre égo et notre plaisir. J'entends d'ici le plaidoyer de la défense : « Oui mais on n'est pas toujours au top », « Ca va pas non ?! On vous suce et vous n'êtes pas contents ? », « Ça donne des crampes »… N'en jetez plus, la cour est pleine ! Mais mon objection est formelle : la sélection naturelle vise l'excellence. La vie est une compétition, et chaque individu de chaque espèce se bat pour accéder au statut de bon reproducteur. Pourquoi diable se satisfaire de la médiocrité et d'une situation précaire alors que chacune d'entre vous dispose de tous les outils pour viser l'excellence et s'installer durablement en tête de nos désirs ?

Il y en a parmi vous de très talentueuses, et d'autres aux talents insoupçonnés. Vous verrez que vous obtiendrez des résultats surprenants avec des efforts moindres en suivant mes quelques conseils.

Entrée en matière

Pour l'entrée en matière, il n'y a pas vraiment de règle établie. En fonction du degré d'excitation de votre partenaire et du contexte de la pipe qui peut parfois se pratiquer vite fait dans un parking ou une allée cochère, vous appliquerez les soins à votre homme à des étapes plus ou moins avancées. Si au contraire vous avez tout votre temps : prenez-le !

L'excitation extrême est la clé d'une introduction réussie. Comme vous, n'est-ce pas mesdames ? Aussi, je ne saurais que trop vous conseiller de tourner autour de la bête et de la titiller avant de l'introduire dans votre bouche. Car l'envie que vous accomplissiez cet acte et la représentation que l'on s'en fait participent en grande partie au plaisir de cet assouvissement. Ceci peut être fait à l'aide de la parole et de vos gestes.

Caressez donc son hypothalamus avant son engin diabolique afin qu'il désire ardemment votre bouche. Je ne parle pas de masturbation à ce stade. Il doit d'agir d'une prise de contact. Tout d'abord légère, puis épisodiquement appuyée. Pour commencer, vous pouvez intervenir au travers de son pantalon ou de son boxer (oui, les caleçons et les slips sont démodés, dites-le lui…).

Lorsque son sexe sera amplement rigide et qu'il commencera à vous regarder avec supplication, en se contractant, en bougeant le bassin, en froissant vos cheveux… poursuivez pour le dévêtir lentement.

Si vous aimez jouer, contemplez son sexe en le caressant partout ailleurs (de préférence) avant de vous intéresser à sa verge. Vous pouvez alors commencer à l'embrasser délicatement autour du sexe (sans trop le chatouiller avec vos cheveux ou votre nez dans le creux de l'aine). Le secret de cette étape péribuccale est primordial : prendre son temps et laisser anticiper votre partenaire. Ceci devrait produire en lui une montée de désir qui fera pour vous une bonne partie du « travail ».

Tâtez ensuite le terrain autour de son gland en le caressant le la pointe de doigts de bas en haut, puis de haut en bas. En l'embrassant sur toute la longueur et les testicules. Dégagez lentement son gland en frottant très légèrement la couronne de ce dernier avec la pulpe de vos doigts.

Tournez encore autour de son sexe. Faites-lui sentir votre souffle, puis la pointe de votre langue sur sa peau… un petit gémissement… un pincement de lèvres, un regard envieux et gourmand… Faites durer cette étape quelques instants en ajoutant toujours plus de gourmandise (plus de lèvres, plus de langue). Il s'agit en fait d'un crescendo, indispensable à toute bonne symphonie. Si vous ne négligez pas cette étape pré-buccale, il devrait bientôt prier pour que vous le preniez en bouche.

Vous devriez arriver à une lubrification naturelle de son sexe par son liquide pré-séminal. De même que votre cyprine, cette lubrification est une bonne indication de son état d'excitation. Si celle-ci n'est pas évidente ou si vous n'avez pas de signe de fébrilité, poursuivez encore plus lentement sans vous focaliser sur son gland.

Commencez à introduire dans votre rituel des caresses sur son frein de la pointe de votre langue en alternant les stimulations appuyées. Pour les non circoncis, décalottez puis décalottez très lentement son phallus en effleurant son gland avec vos doigts. La couronne du gland est très sensible et la stimuler lors d'une grande excitation provoque des frissons d'excitation.

Poursuivez cette étape en variant les plaisirs par des baisers, des coups de langues délicats, de plus en plus longs et ciblés en menant vos caresses jusqu'au fil du rasoir, au bord de sa jouissance. Lorsque vous ressentirez sa lubrification et sa fébrilité, prenez-le délicatement en bouche. Lentement. Tout d'abord jusqu'à la moitié du gland avec une extrême lenteur, afin qu'il puisse savourer (et vous aussi), la chaleur de vos de vos lèvres puis de vos muqueuses, la moiteur de votre bouche et enfin sentir les mouvements légers de votre langue… Revenez à la charge, en alternant pause et mises en bouche de plus en plus appuyées. Pas la peine de dérouler violement tout le câble dès le début en le branlant comme une sauvage. Laissez un peu de mou pour pouvoir fatiguer l'anguille sur la fin… Jouez donc de sa flûte enchantée en crescendo. Je me répète ? Allez-y PRO-GRE-SSI-VE-MENT.

David Cockney

Plat de résistance

Il n'en peut plus, vous l'avez à peine en bouche et le sentez au bord de l'explosion ? C'est le moment de sortir votre arsenal.

Si votre homme risque d'exploser d'un moment à l'autre, calmez un peu les stimulations manuelles pour ne pas le faire jouir. Car la partie ne devrait faire que commencer.

Pas la peine d'ouvrir la bouche en faisant mine de vouloir recueillir son sperme tout de suite à la manière d'une « porn star ». Ceci peut l'exciter, mais s'il est trop tôt pour lui, il ne peut que se dire que vous en avez déjà marre, ce qui risque fort de lui gâcher la fête.

Ne le faite pas jouir en première mi-temps. Le secret d'une bonne pipe ? Une purge totale. Vous devez lui vider les testicules qui devraient in fine ressembler à un sachet de thé essoré. En panne d'inspiration pour y aller progressivement ? Mordillez son prépuce, recoiffez-vous, bref : faites diversion. L'arrêt brutal, l'imprévu ou les ralentissements de rythme retardent la venue de l'éjaculation.

Point important : faites en sorte que le phallus de votre homme soit toujours correctement lubrifié par votre salive. Et en particulier son gland, très sensible aux accrochages et irritations. Pas la peine non plus de nous la jouer star du porno en crachant violement dessus, battant des records de filet de bave en le secouant violemment. Salivez subtilement. Votre technique doit être délicate et vos gestes déliés, dans une démonstration de gourmandise et de sensualité.

Montrer à votre homme que vous aimez ce que vous faites fera 75% du travail. Car une bonne partie de son plaisir se passe dans la tête. Le fait que vous lui soyez dévouée et attirée par son sexe est une des clés de son plaisir. Vous devez donc vous montrer coquine et gourmande, et éviter de vous forcer. Car il n'y a rien de plus agréable pour un homme que de voir sa partenaire dégoutée ou agacée d'impatience.

Vous devez donc lui faire sentir que vous aimez ce que vous lui faites. Humez son sexe, mangez-le goulument, regardez-le avec envie, prenez de longues respirations, gémissez et portez régulièrement un regard ardent sur votre partenaire.

Vous devez manier subtilement la stimulation manuelle et buccale en variant la pression et sans vous acharner plus de 30 secondes à une seule technique. Car nous adorons les surprises et les changements de rythme. En plus, varier les plaisirs vous reposera les maxillaires… N'hésitez donc pas à lécher sur toute la longueur et les testicules entre quelques va-et-vient. Vous devez alterner les zones ciblées puis le prendre en bouche goulument. Et recommencer en innovant pour commencer à donner du rythme.

Le frein et la couronne du gland sont les parties les plus sensibles à vos stimulations, mais la chaleur d'être pris tout entier de temps en temps le fera fondre de plaisir. De même que d'empoigner avec délicatesse ses testicules à cet instant.

Beaucoup de femmes se demandent si les hommes préfèrent être avalés jusqu'à la garde (au fond). La réponse est oui. Pas durant tout l'acte, mais au moins par épisodes et vers la fin. Cependant, ceci ne doit pas être trop forcé au risque de lui tordre le sexe et surtout de vous faire vomir. Vous devriez connaître vos limites mais tenter de les repousser en pratiquant une simple technique d'avaleur de sabre. Vous le savez, enfoncer quelque chose dans votre gorge provoque le réflexe de vomissement. Pour repousser ce réflexe naturel et protecteur, il est tout à fait possible d'agir par avalement afin de contrer votre organisme et dégager la voie. Pour gagner quelques centimètres, vous pouvez également vous mettre sur le dos ou en position de 69 pour le laisser pénétrer votre bouche plus profondément. Pratiquez le déglutissement d'avaleuse de sabre avant d'avoir des spasmes et guidez-le délicatement s'il va trop loin (et il sera tenté d'y aller, croyez-moi). A vous maintenant les gorges profondes et à votre homme leur plaisir… Je suis presque jaloux.

David Cockney

Ce qui pourrait gâcher la fête...

Avant d'aborder le bouquet final de votre feu d'artifice, laissez-moi mettre en exergue quelques points importants qui pourraient être qualifiés d'actes de négligence.

Le sucer à la « je te malaxe la manivelle ». C'est à dire, le branler violemment, de bout en bout ; dans un souci (sans doute) d'efficacité. Certes, cela fonctionne (à la longue). Mais je vous arrête tout de suite : même les plus bandantes d'entre vous perdent de précieux crédits lorsqu'elles sortent la trayeuse en mode automatique. En plus, c'est beaucoup plus fatigant pour vous.

Tirer trop fort sur ses testicules. N'oubliez jamais qu'elles sont reliées par des veines et canaux spermatiques à l'abdomen. Leur étirement provoque des douleurs très désagréables et qui persistent de longs instants. Sucer n'est pas mordre ni lui arracher son bijou, même si vous adorez jouer avec...

Secouer violemment ou jouer du piano sur son sexe pour vous amuser. Il n'est pas question de vous amuser ici, mais de donner du plaisir. Il n'y a rien de plus agaçant que de voir sa partenaire prendre cet acte à la légère et avec détachement. Ça ne fera rire que vous.

Pincer vos lèvres. Je ne compte plus le nombre de filles pratiquant la fellation en pinçant les lèvres ou en recouvrant leurs dents avec. Non ! La fellation est un exercice périlleux, mais vous devez réduire le risque de rayage de casque par votre délicatesse, et non quelque supercherie ridicule qui annihile toute forme de plaisir. Je ne le répèterais plus : vous devez sucer votre partenaire avec les parties les plus charnues, chaudes et humides de votre bouche ! Pas du bout des lèvres. Vous êtes une femme fatale, pas une sainte mijaurée.

Vous mettre en apnée. Je pratique ce sport et, croyez-moi, il y a peu de chances que vous arriviez à tenir plus d'une minute en vous agitant sur le sexe de votre partenaire. Frustrant pour lui et inconfortable pour vous. D'autant plus qu'à moins de tomber sur un éjaculateur précoce, vous risquez la syncope. C'est pourquoi vois devez respirer avec le nez en alternant les techniques et parfois ouvrir la bouche un peu plus grand pour prendre de bonnes inspirations. Ce n'est pas un concours d'endurance ou de vitesse de toute façon. Garder son sexe en permanence dans la bouche n'est pas le plus agréable pour lui mais la garantie pour vous de bonnes crampes aux maxillaires.

Vous agacer. Il n'y a rien de moins excitant pour lui ; d'énervant même. Contrôlez vos nerfs, même si être une chieuse est dans vos gênes. A cet instant, n'oubliez pas que vous lui donnez du plaisir et que la star, c'est lui. Il vous rendra certainement vos attentions à une autre occasion ; en vous faisant jouir, vous offrant une bague, des fleurs ou par tout acte de romantisme comme vous inviter au MacDo ou se retenir de péter. Alors si ses gestes sont déplacés durant l'acte ou que vous vous trouvez dans une position inconfortable (il vous tire les cheveux, appuie sur votre tête), sachez que l'excitation provoque des pulsions et que ce n'est que l'effet de son excitation ; preuve de votre talent.

Soyez diplomate et n'en faites pas état. Prenez note de son excitation avancée et guidez simplement ses gestes. Repositionnez subtilement vos cheveux, ses mains, ou tout obstacle à votre confort.

Parler la bouche pleine. Je ne me permettrais pas ce rappel s'il n'était pas nécessaire et si la bavardise n'était pas si répandue chez les femmes. Par pitié, mesdames, cet instant n'est certainement pas le moment de raconter votre journée ou planifier votre week-end. C'est contreproductif à souhait et on ne peut plus énervant. Ce n'est pas parce que l'on ne vous aime pas, mais simplement parce que ce n'est pas le moment. Une bonne fellation s'effectue en silence. Macho ? Non, nous fonctionnons comme ça. On ne sait faire qu'une chose à la fois et notre esprit est focalisé sur votre bouche et le plaisir que l'on ressent. Oui, les hommes savent s'abandonner totalement et ne pas penser à autre chose que le sexe. D'ailleurs, s'il nous arrivait de penser à autre chose, ça se saurait. Alors dans le doute : silence et luxure. Les seules mots qui devraient pouvoir sortir de votre bouche en cet instant sont à peu près « j'aime ta queue », « j'adore te sucer » et « jouis dans ma bouche ». Appliquez donc l'autocensure et un filtre strict, vous aurez des résultats.

Montrer des signes d'impatience. Faire une pause sous prétexte de ne plus en pouvoir, souffler d'effort ou lui signaler qu'il est long sont éliminatoires sur le chemin du graal vers la pipe royale. Si vous êtes fatiguée ou qu'il est anormalement long, c'est simplement que vous vous y êtes mal pris ou avez négligé les préliminaires. Procédez par expérimentation et utilisez votre complicité pour lui faire communiquer ce qu'il aime le plus et le moins pour devenir plus efficace. Vous savez bien nous tirer les vers du nez pour savoir où l'on est quand nous mettons 30 minutes de trop pour rentrer du boulot. Alors pourquoi ne pas mettre à profit vos talents d'agent de la Gestapo afin de tenter de percer nos désirs ?

Souffler ou lécher son urètre. Aïe ! L'urètre est une ouverture directe sur les muqueuses internes de son organe. Elles sont très sensibles et irritables. Pour résumer, cela pique violemment et y glisser votre langue serait une grave fausse note dans votre symphonie.

Si vous arrivez à ce stade en ayant déjoué les principaux obstacles à la pipe de rêve, vous êtes sur la voie du plaisir extrême et de la gratitude de votre partenaire. Vous tiendrez enfin les hommes par l'intimité de leurs origines.

La surprise du chef

Voici avant d'achever votre œuvre, quelques astuces, conseils ou trucs à expérimenter pouvant faire décoller le plaisir de votre partenaire...

La chaude plume

Lors de vos préliminaires à l'introduction buccale, effleurer à peine son frein et son gland avec la pointe de votre langue sans autre contact que celui-ci devrait le rendre fou. Intérieurement, si vous êtes assez distante d'abord et très progressivement concentrée sur son sexe, il devrait supplier que vous le preniez en bouche. Au cinéma, dans le noir, avec la pression de l'environnement, cette pratique devrait faire des étincelles alors qu'il s'attend à une gâterie rapide. Et même si vous n'allez pas au bout, soyez sur de voir son excitation à l'œuvre sur le chemin du retour.

La gourmandise

Tout n'est pas bon pour badigeonner le sexe de votre partenaire. Même si vos préliminaires se sont fait au champagne accompagné de sushis, vous éviterez donc de le sucer au champagne ou au wasabi. En revanche, le miel, la chantilly et le Nutella sont d'excellents alliés pour lui montrer votre gourmandise. Rappelez-vous, soyez gourmande et créative !

La pipe norvégienne

Soufflez le chaud et le froid en utilisant du frais.

Brossez-vous préalablement les dents avec un dentifrice mentholé ou sucez simplement un glaçon de temps en temps pendant que vous exercez votre art. Les sensations de votre partenaire sont garanties !

Le mettre sous pression

De même que les stimulations de va et viens dans votre bouche permettent de simuler une pénétration et une action de son bassin dans votre intimité, varier les pressions permettent de simuler tantôt des caresses, tantôt une pénétration étroite. Vous pouvez même ponctuellement exagérer la pression exercée sur sa verge pour en sentir les contractions et le voir enfler de désir.

La rondelle

Tout en le suçant, décrire un cercle entre votre pouce et votre index afin de le branler depuis la base du gland vous permettra, en exerçant une certaine pression, de maintenir son excitation et de simuler une pénétration étroite telle la sodomie. Par ailleurs, masturber votre partenaire pendant que vous le sucez permet de stimuler une plus grande zone à défaut d'une gorge profonde.

La prostate en folie

Si cette idée vous rebute vous-même, sautez ce paragraphe. Je tiens à vous avertir mesdames ; tous les hommes ne goûtent pas volontiers à cette pratique. Soit parce qu'ils y sont psychologiquement réfractaires par leur éducation, soit simplement parce qu'ils n'y sont pas très réceptifs. Et souvent, comme moi, un peu des deux.

Cependant, je puis vous assurez qu'il existe des hommes qui raffolent de la pression d'un doigt bien placé dans leur anus pour stimuler leur prostate vers la fin du rapport. Si votre complicité est assez grande avec votre partenaire vous pourriez tâter le terrain en commençant par exercer des pressions sous son scrotum et vers son orifice. L'idée de sodomiser quelque peu leur homme excite certaines femmes. Si c'est le cas et qu'il aime ça, ne vous en privez pas !

David Cockney

Passer au dessert

Vous avez déjà fait une bonne partie du chemin à ce stade et évité les principaux pièges. Le plat de résistance devrait être largement consommé et votre partenaire au bord extrême de la jouissance. Il a passé un cap de non-retour et il est temps de porter l'estocade.

Avec le temps et votre certitude de son excitation, vous allez bientôt devenir la reine pour anticiper le moment de son éjaculation. Prenez le temps de découvrir les goûts de votre partenaire et soyez attentive à ses réactions. Au fil de votre pratique, vous concentrerez vos efforts sur les trucs qui marchent pour toujours mieux le satisfaire.

Si vous souhaitez le faire jouir, vous n'avez qu'à accélérer encore votre cadence et vous montrer prête à recevoir l'expression de sa virilité. Votre regard gourmand et vos éventuels gémissements subtils doivent l'inciter à honorer votre bouche, vos seins, votre visage, votre poitrine…

Sur ce point, il y a plusieurs écoles, et nul homme ne devrait forcer sa femme à engloutir son éjaculat avec gourmandise. Si le sperme de votre partenaire est quelque chose qui vous répugne, n'envisagez donc pas de l'avaler. Mais le suggérer ne fera qu'augmenter son plaisir.

Pour les plus réticentes, le sperme est tout ce qu'il y a de plus sein si votre partenaire l'est aussi. Car bien que fécond, il prend sa source en milieu stérile. Par ailleurs, ce n'est pas du tout calorique (environ 30 Kcal par éjaculation) et n'est pas plus dégoutant que certaines de vos infusions ou boissons de régime.

Quoi qu'il en soit, vous devez à ce stade lui montrer que vous éprouvez du plaisir à son plaisir et jouer les gourmandes. Je ne connais aucun homme qui rechigne à arroser le visage, la bouche ou la poitrine de sa partenaire en éjaculant. Vous montrer réceptive et généreuse augmentera significativement son plaisir au point culminant de sa jouissance.

Enfin, les premières giclées de sperme ne doivent pas être une délivrance pour vous et certainement pas le signe de vous arrêter brutalement. A contraire, c'est à ce moment-là que vous pouvez quelques instants intensifier et prolonger son plaisir pour le mener vers la détente totale. Masturbez donc encore un peu votre partenaire de plus en plus délicatement. Prenez-le en bouche quelques instants, caressez-le, léchez-le… et embrassez-le. Le point final de cette symphonie ne saurait être que gâché si vous courrez vers la salle de bain ou vous jetez sur la boite de mouchoirs pour cracher au plus vite. Patientez un peu ou avalez ce qu'il reste de lui… Le durcissement de ses tétons, la contraction de ses bourses, ses soupirs, sa peau, ses caresses, ses baisers et ses yeux aimants devraient alors vous remercier. Et votre fellation faire grandir en lui l'envie de vous garder près de lui. Votre amour et le partage de votre plaisir ne devraient dès lors plus connaître de limites.

Conclusion

La découverte des sens de votre partenaire et le plaisir que vous pouvez prendre à deux à la pratique de la fellation est vaste et infiniment riche. Mon dernier conseil est de prendre du plaisir à ce que vous faites, sans vous forcer. Soyez simplement à l'écoute des sens de votre amant et consciente des mécanismes du plaisir masculin. Trouvez enfin le partenaire à qui vous aurez envie de donner ce plaisir et vous livrer toute entière. Car on ne fait bien les choses que pleinement et avec envie.

Si le cœur vous dit de partager avec moi votre expérience ou des suggestions pour parfaire cet ouvrage, vous pouvez m'écrire à l'adresse *david.cockney@gmail.com*.

Je jalouse déjà le veinard à qui vous prodiguerez vos soins pour mener à bien vos expériences.

Trêve de plaisanteries ; merci de m'avoir lu. Je ne peux malheureusement restituer qu'une infime part du bonheur que les femmes m'ont offert avec leur bouche et leur corps. J'ai tenté de vous en restituer le meilleur et espère que vous avez fait bon voyage au pays des sens masculins. Gardez enfin à l'esprit le plus important : vous respecter et prendre du plaisir avec les hommes qui vous respectent.

Avec tendresse et mon amitié…

Du même auteur

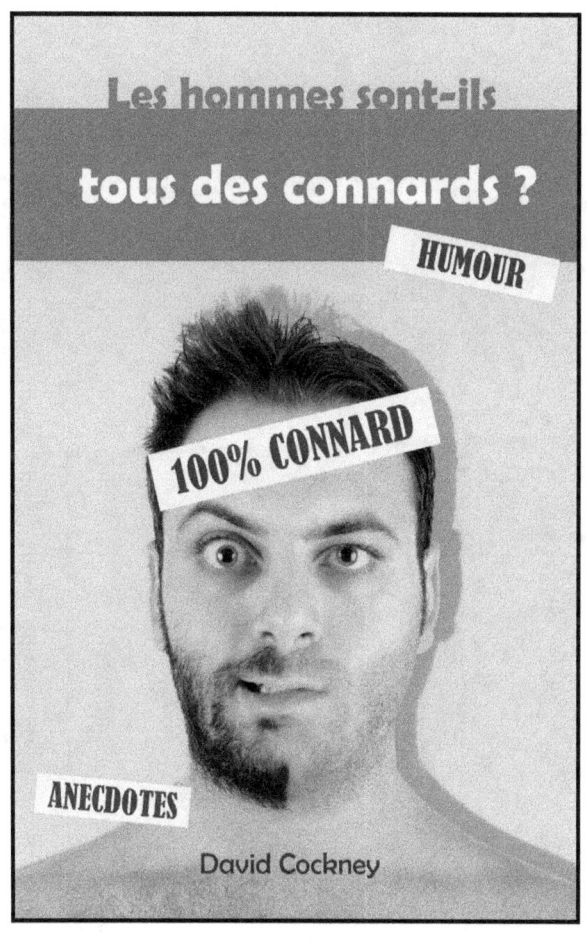